AF339627

Médecin
Pharmacien
et Malade

A PROPOS DE LA LOI SUR L'EXERCICE DE LA PHARMACIE

PAR LE

Dr L. SALOMON

De Savigné-l'Évêque (Sarthe)

(Officier d'Académie)

PARIS

CHAMUEL, ÉDITEUR

5, Rue de Savoie, 5

—

1897

Médecin Pharmacien et Malade

A PROPOS DE LA LOI SUR L'EXERCICE DE LA PHARMACIE

PAR LE

Dᴿ L. SALOMON

De Savigné-l'Évêque (Sarthe)

(Officier d'Académie)

PARIS

CHAMUEL, ÉDITEUR

5, Rue de Savoie, 5

—

1897

DU MÊME AUTEUR :

Essai sur une intoxication aiguë et chronique observée chez les peigneurs de chanvre.

Éditeur, A. STEINHEIL, rue Casimir-Delavigne, 2, Paris.

Autour de la loi sur les Aliénés.

Éditeur, CHAMUEL, rue de Savoie, 5, Paris.

L'Alcool et la Dépopulation de la France.

Éditeur, CHAMUEL, rue de Savoie, 5, Paris.

POUR PARAÎTRE PROCHAINEMENT :

Le Pauvre et son Médecin devant la loi sur l'assistance médicale gratuite.

A MES COLLÈGUES DU BUREAU DU SYNDICAT

« Quæ sunt Cæsaris Cæsari. »

La Chambre des députés va discuter de nouveau, le projet de loi sur la pharmacie. La lecture
de ce document, révèle les préoccupations de
ceux qui l'ont rédigé. Les uns se sont inquiétés
de l'intérêt du médecin, d'autres de l'intérêt du
pharmacien, les plus conciliants, faisant des con-
cessions aux deux parties, ont essayé de ménager
tous les intérêts ; personne ne s'est inquiété du
malade, le plus intéressé ce me semble, dans la
question. Pourtant c'était non seulement logique,
mais d'autant plus facile, qu'il se trouve que l'intérêt du malade, vient toujours se confondre avec
celui du médecin et du pharmacien.

Je suis arrivé à cette conclusion, en méditant
les paroles très sages et très dignes, prononcées
par un confrère au cours d'une discussion au
Syndicat des médecins de la Sarthe, sur la loi
qui doit régir l'exercice de la pharmacie : « Nous
ne devons ici nous inquiéter, disait-il, ni de l'intérêt du médecin, ni de l'intérêt du pharmacien.
Nous devons nous placer à un point de vue plus
élevé : l'intérêt du malade. » Et alors les argu-

ments venaient en foule, démontrant que le confrère avait vu juste et bien; de sorte que les réflexions que je vais soumettre aux médecins, aux pharmaciens et à leurs clients, ne sont qu'un des reflets de notre discussion.

Dans le projet de loi plein de bonnes intentions pour Messieurs les pharmaciens, deux points ont soulevé les protestations du corps médical :

1° La liberté de vente accordée aux pharmaciens ;

2° Les entraves apportées à l'exercice de la pharmacie par le médecin-pharmacien.

D'après le nouveau texte, le pharmacien pourrait vendre, sans ordonnance, tous les médicaments simples ou composés, à l'exception de quelques-uns dont une liste serait dressée, liste bien inutile, comprenant sans doute quelques substances tellement toxiques, que le pharmacien ne saurait les délivrer sans une ordonnance couvrant sa responsabilité.

Cette tolérance accordée aux pharmaciens, peut-être pour satisfaire le public, qui veut avoir le droit de se soigner lui-même, et, pour de légères indispositions, désire se soustraire à l'obligation onéreuse de l'ordonnance, semble au premier abord une mesure très libérale et très profitable aux intéressés ; en réalité, elle est non seulement fort préjudiciable aux médecins, mais surtout aux malades.

Sous l'ancienne loi, le pharmacien donnait bien des consultations, mais, s'il ne pouvait résister au désir de soulager l'humanité, son zèle était tempéré par la crainte salutaire des tribunaux. Aujourd'hui, libre de placer ses produits, il consultera sans aucune retenue, fera presque toute la médecine de cabinet.

Certes, le préjudice causé aux médecins sera grand, mais là n'est pas la conséquence la plus grave de cette tolérance, qui sera surtout funeste à la santé publique.

Les lois doivent nous protéger de nos propres erreurs, et celle-ci, ne sera pour le pharmacien, qu'une excitation à l'homicide par imprudence, et pour le malade, presque un droit au suicide.

En effet, en médecine, toutes les fois qu'on administre un médicament, c'est qu'on le croit efficace. Or, il n'y a que le médecin qui ait qualité pour savoir quelles sont ses indications. Le pharmacien n'a pas fait d'études spéciales lui permettant d'avoir les mêmes connaissances ; il doit lui être interdit, de délivrer un médicament pour une maladie, qu'il n'est pas **tenu** de connaître ni de **savoir** soigner.

D'un autre côté, tous les médicaments, les plus inoffensifs en apparence, peuvent occasionner la mort, lorsqu'ils sont maniés imprudemment. 10 grammes d'huile de ricin, administrés mal à propos, peuvent déterminer une perforation intestinale.

J'ai vu tuer en quelques jours un brightique très amélioré. Las de boire le lait que je lui prescrivais comme unique aliment, il consulte le pharmacien, se plaint d'être faible et d'être encore enflé. Celui-ci n'hésite pas. C'est, dit-il, l'usage du lait qui vous affaiblit et fait tourner votre sang en eau. Cessez le lait. Buvez du vin. Mangez de la viande. Mettez-vous les mouches aux jambes et vous serez bientôt guéri. Il le fut en effet ; rappelé huit jours après, j'arrivai pour assister à son agonie.

Si les médicaments, les plus inoffensifs en apparence, nous ménagent de ces surprises, que faut-il attendre de l'administration intempestive des médicaments dangereux ! Et pourtant les pharmaciens ne se privent pas de les délivrer. Tout le monde sait avec quelle prudence il faut administrer la digitale. Lorsqu'elle ne fait pas de bien, elle fait du mal, ses indications sont précises, et certains cardiaques seulement, retirent un avantage de son usage bien réglé. Allez chez le pharmacien, plaignez-vous du cœur, cela lui suffira pour vous vendre une spécialité à base de digitale ou de digitaline. Le contraire m'étonnerait. L'émétique, quel pharmacien refuse de l'émétique ? Quel est celui qui s'inquiète de l'âge du client, de l'état de son cœur et de ses artères ?

Une vieille femme de Saint-C..., aux artères dures et sinueuses, ayant fait déjà sa petite hémiplégie, améliorée, mais traînant toujours la jambe, vint un jour me demander de l'émétique pour débarrasser, disait-elle, son estomac. Craignant de la débarrasser en même temps de la vie, je refusai énergiquement. Elle partit furieuse, me menaçant d'aller chez le pharmacien, ce qu'elle fit, prit l'émétique, eut une nouvelle attaque et en mourut.

Il serait trop long d'énumérer tous les méfaits thérapeutiques des pharmaciens. Le vésicatoire sur le cou d'un enfant, atteint de diphtérie, ou sur des reins malades. L'administration de sirop de morphine aux enfants naissants, et aux vieillards; des sangsues sur un érysipèle, de l'antipyrine aux femmes qui allaitent, de l'iodure de fer aux phtisiques à hémoptysies, des frictions énergiques, avec un baume souverain, sur les membres œdématiés par la phlébite, des applications d'essence de térébenthine sur des abcès, etc., etc.

Tous nous avons pu constater les résultats désastreux de cette thérapeutique, contraire au bon sens médical, sans que nos protestations aient pu les arrêter.

Donc, sans parler de l'intérêt du médecin, qui verra par ces pratiques diminuer ses honoraires, et perdra le bénéfice des guérisons faciles de la consultation, si, nous plaçant à un point de vue plus élevé, nous ne considérons que l'intérêt du malade, nous sommes forcés de conclure, que les pharmaciens doivent se renfermer strictement dans les limites étroites de leur profession, ne servir que **d'auxiliaires aux médecins,** en exécutant fidèlement leurs ordonnances. C'est ainsi que les anciens pharmaciens l'entendaient.

Quelques mots en passant sur l'exercice de la pharmacie, par les médecins de localités dépourvues de pharmaciens.

Les médecins de campagne (1) ont protesté contre cette autre disposition de la loi, qui va leur interdire d'exercer la pharmacie, à moins de six kilomètres du domicile du pharmacien. C'est avec raison qu'ils font entendre leurs protestations contre ces mesures restrictives, moins funestes cependant pour eux-mêmes, que pour leurs clients.

S'il est vrai que la médecine ne doive appartenir qu'aux médecins, il n'est pas aussi logique, que la pharmacie n'appartienne qu'aux pharmaciens. Le médicament est l'instrument dont le médecin doit se servir pour guérir ses malades, cet instrument, **il doit le connaître** et savoir le manier mieux que tout autre.

(1) Lire : *Le Médecin de campagne,* du docteur Carlier.

Refuser au médecin le droit de délivrer lui-même le médicament qu'il prescrit, semble aussi arbitraire. que de refuser à l'architecte, le droit de fournir sans le secours d'un entrepreneur, les matériaux de l'édifice qu'il construit.

Monsieur le professeur Brouardel, s'est vivement inquiété, l'an dernier, de l'encombrement médical dans les villes, et de la pénurie de médecins dans les bourgs, qui autrefois étaient pourvus. C'est que l'exercice de la profession, est plus rude à la campagne qu'à la ville, et ne nourrit pas beaucoup mieux son homme.

Loin de se spécialiser, pour vivre le praticien des bourgs, médecin comme devait l'être Hippocrate doit embrasser toutes les branches. Il est **médecin, chirurgien, dentiste, accoucheur et enfin pharmacien.** C'est grâce à ces multiples fonctions, et à de nombreuses nuits passées sur les routes, dans le légendaire tilbury, que ce nouveau Protée arrive à joindre les deux bouts.

Je dirai à notre éminent doyen, et aux illustres confrères qui ont bien voulu jeter avec lui le cri d'alarme :

Vous vous intéressez aux médecins de campagne, vous cherchez le moyen de rendre leur existence moins problématique. Vous conseillez aux municipalités et aux assemblées départementales, de faire des sacrifices, de rétribuer plus largement les services publics des médecins. Pour assurer leur existence, vous ne craignez même pas d'aliéner leur indépendance, en les transformant peu à peu en fonctionnaires, et par une singulière contradiction, vous donnez le dernier coup à ces malheureux confrères, en réglementant l'exercice de la pharmacie. Non seulement, vous diminuez leurs bénéfices, mais vous leur enlevez du même coup leurs clients.

Les bourgs qui ont la prétention d'avoir un médecin, sont à une distance de cinq à dix kilomètres des villes. Si vous n'y autorisez la pharmacie, qu'à six kilomètres de la pharmacie la plus voisine, les clients compris dans cette zône iront tous à la ville, par ennui d'aller chercher le médecin d'un côté, les médicaments de l'autre. Certaines clientèles seront ainsi complètement absorbées.

La première victime, sera encore le malade. Le médecin des bourgs ne pouvant plus vivre, émigrera vers les villes, et ses anciens clients, seront forcés d'aller chercher bien loin, le médecin qu'ils avaient chez eux, au grand détriment de leur santé et de leur bourse.

Les subventions que vous demandez pour nous, ne sauraient remédier à cet état, les largesses administratives, du reste, nous effraient, elles nous sont accordées au prix de notre indépendance et nous voulons rester libres.

Si vous désirez que nous demeurions là où nous sommes, ne nous enlevez rien. Etendez plutôt nos droits. Le jeune médecin n'hésitera plus à s'établir dans un bourg, si vous le débarrassez de cette crainte qui le hantera toute sa vie, de voir un pharmacien venir à sa porte, Pour cela, **supprimez les distances** et respectant les droits acquis, que le **médecin établi avant le pharmacien, puisse continuer l'exercice de la pharmacie jusqu'à la fin de sa carrière.** La loi ne devant atteindre que son successeur.

Mais que deviendra le pharmacien complètement sacrifié? L'Etat n'a-t-il pas le devoir de protéger son monopole et d'assurer son existence?

La vie est devenue difficile pour le pharmacien, parce qu'il n'a pas voulu se renfermer, dans les limites précises de ce monopole.

Autrefois, le pharmacien était un praticien respecté du public. cet homme instruit, était considéré comme la seconde partie du médecin.

Le pharmacien attendait patiemment l'ordonnance, plus fréquente qu'aujourd'hui, parce qu'elle était nécessaire : il l'exécutait scrupuleusement, parce que le profit en était plus élevé.

Le médicament n'était pas une marchandise, c'était un instrument de guérison ; pour le préparer il fallait avoir fait des études spéciales. Le pharmacien du temps, aussi soucieux de sa dignité que de ses intérêts, élevait la juste prétention, que personne ne lui contestait, de faire payer au public outre la matière première (quantité négligeable), des honoraires en rapport avec les difficultés de la préparation ; on l'indemnisait ainsi, de son travail et de ses études.

Le pharmacien discret, entourait tout cela d'un certain mystère, et le public, ignorant des choses de son laboratoire, payait sans trop murmurer ; sa seule vengeance, était peut-être de qualifier de notes d'apothicaire, les notes un peu longues ou un peu embrouillées.

Aujourd'hui, le pharmacien désertant les saines traditions, a transformé son officine en boutique; il s'est mis à vendre de tout et à tous, sans se soucier autrement du médecin et de ses ordonnances. Il affiche ses produits et leurs prix, les entoure de réclames, capables de frapper l'esprit affaibli du malade. En se débarrassant de la tutelle du médecin, il a cru s'affranchir, il est devenu la proie du public qu'il exploite, et par lequel il est exploité à son tour ; il a vulgarisé les choses de la médecine, il a ouvert à deux battants les portes de son laboratoire, tout le monde y a pénétré, et, la pharmacie n'a plus eu de secrets pour personne. Il est forcé de compter avec le client, qui marchande et conteste à ce commerçant, semblable à tous les autres, le droit de prélever plus d'un certain bénéfice sur sa marchandise.

Il a ainsi perdu : la **considération, la confiance et le profit** qui lui étaient dus. Le rabais lui a été bientôt imposé par la concurrence.

Si le pharmacien était seul victime de ses fautes,

j'hésiterais peut-être à le plaindre, mais il a entraîné dans sa chute le médecin et le malade.

Le pharmacien d'autrefois n'a pas complètement disparu, mais il devient de plus en plus rare. Un certain nombre en devenant boutiquiers ont eu moins de scrupules, ont perdu le sens moral et, chose plus grave, l'ont fait perdre à leurs élèves, les pharmaciens de l'avenir.

Le bénéfice diminuant, pour vivre il fallait vendre beaucoup, et suivant la formule commerciale pour vendre beaucoup il fallait vendre bon marché. En pharmacie pour vendre bon marché il devient difficile de vendre bon. Le pharmacien ne pouvait donc résoudre la question, qu'en achetant des produits inférieurs et impurs, ou en trompant sur la préparation, ces deux procédés sont devenus chez certains d'une pratique courante, au grand détriment de leurs confrères plus honnêtes, des médecins qui n'obtiennent plus de résultats constants, des malades dont le soulagement est devenu problématique. C'est alors qu'apparaît la spécialité; quelques industriels habiles, souvent peu scrupuleux, en apparence dans le but fort louable, d'aider les médecins et de préserver le public des actes coupables de certains pharmaciens, ont lancé le remède sous cachet, le médicament tout prêt à administrer, et que, le pharmacien ne peut frauder ni contrefaire. C'était le dernier coup porté à la **médecine**, à la **pharmacie et à la santé publique.**

Le médecin inquiet n'ose plus formuler, d'abord par méfiance du pharmacien, puis pour satisfaire le client qui désire essayer le remède nouveau. Le pharmacien voit ainsi disparaître, le gros profit qu'il retirait autrefois de la ténébreuse et salutaire ordonnance. Le malade est soigné par à peu près, à l'aide de médicaments, à efficacité douteuse, dont le médecin lui-même ignore presque toujours la composition, et ne connaît les doses et les effets que par ce qu'il en a lu sur l'étiquette.

Faites une loi protégeant le malade, et cette protection s'étendra immédiatement au médecin et au pharmacien. qui forment avec lui une trinité indivisible.

Réglementez sévèrement l'exercice de la pharmacie, que le **pharmacien ne puisse plus rien délivrer sans ordonnance,** et tout le monde s'en réjouira bientôt. Le médecin reprendra ses consultations ; le pharmacien fera presque autant d'affaires, et, pourra les faire plus honnêtes et plus lucratives ; les malades ne risqueront plus d'être intoxiqués. Les écumeurs de la profession, les charlatans et les vulgarisateurs de panacées universelles, seuls mécontents, s'évanouiront bientôt avec leurs spécialités et leurs pratiques nuisibles et sans valeur.

Le Mans. — Association Ouvrière Hétrot-Guénet et C⁰.

9 782013 042994